COURS D'ACCOUCHEMENT

DE LA FACULTÉ DE MÉDECINE

PAR

M. le Dr G. CHANTREUIL

AGRÉGÉ SUPPLÉANT

M. le Professeur PAJOT

PARIS

ADRIEN DELAHAYE ET ÉMILE LECROSNIER, ÉDITEURS

PLACE DE L'ÉCOLE-DE-MEDECINE

1881

COURS D'ACCOUCHEMENT

DE LA FACULTÉ DE MÉDECINE

Par M. le Dr G. CHANTREUIL

AGRÉGÉ SUPPLÉANT

M. LE PROFESSEUR PAJOT

LEÇON D'OUVERTURE

MESSIEURS,

C'est la seconde fois que j'ai l'honneur de suppléer ici M. le Professeur Pajot que la fatigue d'un enseignement longtemps ininterrompu, auquel il se donnait tout entier, éloigne momentanément de cette chaire où sa parole brillait d'un éclat incomparable.

Il y a deux ans, dans ma leçon d'ouverture, je vous ai exposé les progrès récents de l'Obstétrique.

Dans les leçons suivantes, je vous ai montré comment se produit la fécondation par le contact de l'ovule et des spermatozoïdes, par la fusion du germe femelle et du germe mâle.

Je vous ai décrit les métamorphoses du blastoderme, qui aboutissent à la formation de l'embryon ; car, s'il est permis à l'accoucheur de ne pas poursuivre l'étude de l'embryologie jusque dans les profondeurs encore un peu obscures de cette science, au moins doit-il connaître les phases principales de l'évolution du fœtus, ne fût-ce que pour comprendre les anomalies, les monstruosités qui peuvent se rencontrer chez le nouvel être.

Nous avons étudié les modifications de l'organisme maternel pendant la grossesse, modifications si profondes et si générales que, selon l'expression de mon savant et excellent maître M. Tarnier, il ne reste plus, à la fin de la gestation, une fibre, une goutte de liquide qui ne soit modifiée.

Je vous ai ensuite exposé les procédés d'exploration qui permettent de faire le diagnostic de la grossesse.

Enfin je vous ai décrit les *phénomènes physiologiques*, *mécaniques* et *plastiques* (1) de l'accouchement.

Cette année, Messieurs, je ne reviendrai pas sur ces parties de l'Obstétrique. Il me suffira aujourd'hui de développer devant vous le programme que je compte suivre pendant ce semestre. Chemin faisant, je m'arrêterai sur quelques points de pratique qui ne me paraissent pas avoir jusqu'à présent suffisamment attiré l'attention du public médical.

Nous aborderons d'emblée l'étude de l'accouchement dans chacune des présentations principales : sommet, face, siège, tronc.

Nous commencerons par la présentation du *sommet*, de beaucoup la plus fréquente, puisqu'on l'observe quatre-vingt-quinze fois sur cent. C'est la présentation la plus favorable, celle que l'on désire toujours rencontrer, surtout

(1) Voy. Tarnier et Chantreuil, *Traité de l'art des accouchements*, t. I, p. 677.

lorsqu'on est à ses débuts dans la carrière. Et cependant, ne vous y trompez pas, il y a des présentations du sommet qui vous causeront de grandes préoccupations et vous mettront aux prises avec de sérieuses difficultés. Je fais allusion aux cas dans lesquels l'occiput est en arrière et ne revient pas en avant (positions occipito-postérieures non réduites). Je vous indiquerai les moyens de faire tourner la tête pour ramener l'occiput en avant, soit avec un doigt placé derrière l'oreille, comme nous a appris à le faire M. Tarnier, soit au moyen du forceps. Mais quelquefois on échoue par l'un et par l'autre procédé. Alors le dégagement peut encore s'effectuer spontanément, en occipito-postérieure *directe*. Mais dans cette position l'accouchement est toujours laborieux et l'intégrité du périnée très menacée; il devient souvent nécessaire d'appliquer le forceps et d'exercer des tractions énergiques; parfois même, si la tête est volumineuse et très ossifiée, on peut être forcé de recourir à la céphalotripsie.

Ce n'est pas seulement dans le cas d'occipito-postérieure *directe*, mais aussi dans le cas d'occipito-postérieure *oblique*, qu'on se trouve obligé d'employer le céphalotribe; mais alors, il faut bien le dire, c'est souvent par suite d'applications irrégulières du forceps. Vous verrez fréquemment arriver à la Clinique des femmes qu'on y envoie pour de prétendus rétrécissements du bassin, tandis qu'il ne s'agit que d'occipito-postérieures méconnues. On a appliqué le forceps directement sur les côtés du bassin, et l'on a cherché à entraîner la tête située obliquement sans tenir compte du mouvement de rotation à exécuter. Alors l'instrument a glissé, et après plusieurs tentatives infructueuses d'extraction, qui généralement aboutissent à la mort de l'enfant, il ne reste qu'à perforer le crâne et à le réduire pour terminer l'accouchement.

Ainsi, Messieurs, souvenez-vous qu'il ne suffit pas, pour se réjouir et porter un pronostic favorable, d'avoir constaté à la fin de la grossesse ou au début du travail, que la tête se présente, il faut encore avoir reconnu une position antérieure. Si on constate, au contraire, une position postérieure, on doit porter un pronostic plus réservé, et en tout cas il est indispensable de faire un diagnostic précis, afin de pouvoir intervenir convenablement et en temps opportun, si une intervention devient nécessaire.

Après la présentation du sommet, nous étudierons la présentation de la *face*. Cette présentation était très redoutée des anciens accoucheurs. Depuis Mme Lachapelle, on est beaucoup plus rassuré sur son pronostic. En effet, l'accouchement se termine spontanément dans la plupart des cas. A ce propos, je dois vous prémunir contre une tendance que j'ai constatée souvent dans la pratique. On intervient trop tôt, on applique le forceps sans nécessité et le plus souvent sans tenir compte de la position. Le résultat de ces manœuvres intempestives est de contrarier les mouvements du mécanisme naturel et parfois d'empêcher le menton, s'il est en arrière, de revenir comme il doit le faire sous la symphyse pubienne. Or, dans les mento-postérieures qui ne se réduisent pas ou qu'il est impossible de réduire, l'accouchement ne peut avoir lieu, et l'on est obligé d'avoir recours à la crâniotomie.

Du reste, je vous montrerai comment, pour éviter les risques des mento-postérieures, on peut, à l'aide de manœuvres externes, transformer, à la fin de la grossesse ou au début du travail, la présentation de la face en présentation du sommet.

Nous nous occuperons ensuite de la présentation du *siège* ou de l'*extrémité pelvienne*.

Vous savez qu'on distingue une présentation de l'extrémité pelvienne complète, et une présentation de l'extrémité pelvienne décomplétée. Dans le premier cas (extrémité pelvienne complète), les jambes fléchies sur les cuisses sont accolées aux fesses et se présentent au détroit supérieur en même temps que celles-ci. Dans le second cas (extrémité pelvienne décomplétée) ce sont les pieds, les genoux, ou les *fesses seules*, qui descendent d'abord; dans cette dernière variété, les jambes sont étendues sur les cuisses et relevées le long du tronc, de sorte que les pieds sont en rapport avec la tête qui est au fond de l'utérus.

Nous étudierons en détail l'histoire de chaque variété de présentation du siège; mais je tiens dès aujourd'hui à mettre en relief un point sur lequel l'attention ne me paraît pas avoir été attirée d'une manière suffisante, je veux parler du pronostic et du traitement de la présentation des *fesses seules*.

Tout d'abord le mécanisme offre quelques particularités qui rendent l'accouchement souvent plus lent, et quelquefois même impossible sans intervention.

L'*amoindrissement*, l'*engagement*, la *rotation* s'effectuent comme dans les autres variétés, mais, ce qui est plus difficile, c'est le *dégagement*. Celui-ci s'opère, dans toutes les présentations de l'extrémité pelvienne, grâce à l'inflexion latérale de la colonne vertébrale qui forme une concavité tournée du côté du pubis.

Or, dans la présentation des fesses, les jambes étant relevées le long du tronc constituent, suivant la remarque de M. Tarnier, des *attelles rigides* à la colonne vertébrale, qui ne peut pas s'infléchir assez pour permettre aux fesses de sortir de la vulve. Du moins cette inflexion ne se produit que très difficilement, d'où la lenteur et quelquefois même l'arrêt du travail. Dans ce dernier cas, on est obligé d'intervenir. Mais comment? Les pieds sont très difficilement accessibles. Il serait même souvent dangereux de vouloir les atteindre, surtout quand la partie fœtale est engagée et l'utérus rétracté. On s'exposerait alors à rompre cet organe, c'est-à-dire à causer presque fatalement la mort de la mère.

Un certain nombre d'accoucheurs font, en pareil cas, usage d'un crochet mousse, avec lequel ils exercent des tractions sur l'une des aines du fœtus. Bien que cet instrument puisse réussir, je n'hésite pas à en repousser absolument l'emploi, au moins sur l'enfant vivant, car il est dangereux. J'ai vu un enfant succomber à un phlegmon diffus dont le point de départ était une lésion de l'aine produite par le crochet; j'en ai vu un autre qui, ayant été extrait par le même moyen, avait eu le fémur fracturé. Ajoutez à cela que le crochet n'est pas toujours facile à appliquer, qu'il glisse souvent et que dans ses échappées, il peut léser, à cause de sa forme même, les parties maternelles. Ce qu'il y a de mieux à faire dans ce cas, Messieurs, c'est d'extraire le fœtus à l'aide du forceps. P. Dubois avait déjà appliqué cet instrument sur le siège; M. Tarnier a remis cette méthode en honneur et, à son exemple, j'ai réussi nombre de fois à extraire vivants et sans aucune lésion des fœtus qui se présentaient par les fesses.

Il est des cas cependant où le forceps peut échouer; ce sont ceux où le fœtus est d'un volume excessif et où, les contractions utérines ayant cessé, on est obligé de faire des tractions très énergiques. Alors le forceps glisse, c'est ce qui m'est récemment arrivé dans un cas que je vais vous rapporter.

Je fus mandé, il y a quinze jours environ, chez une vieille

sage-femme du bureau de bienfaisance, par un de nos confrères qui ne voulait pas prendre à lui seul la responsabilité d'un accouchement qu'il jugeait, avec raison, devoir être très difficile, bien qu'aucun vice de conformation ne fût à craindre, la femme ayant accouché une première fois d'une façon très heureuse.

Le travail était commencé depuis quatre jours, le fœtus avait succombé depuis deux jours au moins, et il n'y avait plus, depuis vingt-quatre heures, aucune contraction utérine. Le pouls était très fréquent, la peau chaude; l'utérus, fortement distendu par des gaz, offrait à la percussion une sonorité tympanique; la vulve et le périnée étaient fortement œdématiés. En pratiquant le toucher, je constatai d'abord une odeur infecte qui s'échappait des parties génitales. Dans l'excavation, je trouvai les fesses seules. J'appliquai le forceps, ce qui ne présenta aucune difficulté, ni pour l'introduction des branches, ni pour leur articulation, mais, lorsque je voulus faire descendre le fœtus, je sentis une grande résistance et le forceps glissa. Il ne me restait plus dès lors qu'à recourir au céphalotribe. Cet instrument, fortement serré, tint bien prise et je pus, sans beaucoup de peine, amener le siège au dehors. Ensuite, j'éprouvai une difficulté considérable et je m'aperçus que l'abdomen du fœtus était extrêmement volumineux, tout le tissu cellulaire étant infiltré de gaz. Il en était de même pour le tronc, de sorte que nous dûmes, mon confrère et moi, exercer des tractions très énergiques pour extraire le fœtus jusqu'au cou. Le dégagement des bras et de la tête ne fut pas trop laborieux. Nous pûmes extraire l'enfant entier sans qu'il se fût séparé en tronçons, comme cela arrive souvent dans ces cas. La délivrance n'offrit rien de particulier. Nous prescrivîmes à la malade des injections phéniquées, mais elle était si mal soignée chez la sage-femme, où l'eau même manquait pour se laver les mains, qu'elle dût se faire transporter à l'hôpital. D'après les renseignements que j'ai obtenus, elle a succombé à des accidents septicémiques.

Cette observation vous montre dans quelles conditions le forceps, appliqué sur les fesses, peut échouer. Elle met également en lumière un autre point de l'histoire de la présen tation pelvienne dont je ne vous ai pas encore parlé, je veux dire la coïncidence de la putréfaction du fœtus avec cette présentation. Cette coïncidence, en effet, n'est pas purement fortuite. Le fœtus étant mort et les membranes rompues, si c'est le sommet qui se présente, la putréfaction est rare, d'abord parce que, d'ordinaire, l'accouchement se termine en peu d'heures, ensuite parce que la tête obture exactement l'orifice utérin et empêche l'air de s'introduire dans l'œuf; aussi, lors même que le fœtus séjourne longtemps dans la matrice, ce n'est généralement pas la putréfaction qu'il subit, c'est la momification. Dans la présentation pelvienne au contraire, — et il en est de même dans la présentation de l'épaule, — le travail dure longtemps, et la partie fœtale, dont la forme est irrégulière, s'applique mal sur les bords de l'orifice utérin, et laisse l'air pénétrer. De là résulte la putréfaction avec toutes ses conséquences : emphysème qui augmente le volume du fœtus de manière à en rendre l'extraction parfois très difficile, accumulation dans l'utérus de gaz qui le distendent au point d'en paralyser les contractions et de faire absolument cesser le travail; enfin, production de matières septiques qui sont souvent pour la mère le point de départ d'accidents mortels.

Le cas que je viens de vous rapporter n'était pas, au reste, le premier où j'aie vu se dérouler cette suite de complications, dues à la présentation des fesses. Il y a quelques années, je fus mandé, avenue Trudaine, par un de nos confrères les plus distingués, près de la jeune femme d'un de ses amis. A mon arrivée, je trouvai le travail peu avancé, quoiqu'il fût commencé depuis la veille; l'orifice avait seulement la grandeur d'une pièce de deux francs. Les contractions étaient faibles et rares, les membranes rompues prématurément. Le fœtus se présentait par les fesses, les pieds en haut, les jambes étendues sur les cuisses. Il était mort et déjà putréfié; l'utérus rempli de gaz était sonore à la percussion et tellement volumineux qu'on croyait dans l'entourage de la malade à une grossesse gémellaire. En présence d'un travail aussi peu avancé, il fut convenu qu'on attendrait pour intervenir, selon les habitudes ayant cours actuellement, que l'orifice se fût de lui-même suffisamment dilaté. Les contractions, assez fortes pour produire cette dilatation, furent impuissantes à expulser le fœtus. Elles finirent par s'arrêter complètement pour ne plus reparaître. Mon confrère résolut alors d'aller à la recherche des pieds afin de faire l'extraction, mais la difficulté était grande pour les atteindre, puisque, dans cette présentation des fesses, ils sont, comme je vous le disais à l'instant, situés tout en haut, au fond de l'utérus. Il fallut user de violence pour les saisir et comme il n'y avait pas de contractions (notez bien le fait, il est très important), l'opérateur, en tirant de toutes ses forces, ne put entraîner le fœtus; il arracha un membre, puis un second; il exerça ensuite des tractions excessives sur le siège et le tronc et réussit à les extraire, mais de nouvelles difficultés s'opposèrent au dégagement des bras et de la tête; le cou céda, et la tête remonta dans l'utérus. Excédé de fatigue et très ému, mon confrère m'envoya quérir pour la seconde fois. Après avoir fait fixer la tête au détroit supérieur, je perforai le crâne et j'en fis l'extraction au moyen du céphalotribe. La malade succomba quelques jours après à des accidents de septicémie aiguë; peut-être le traumatisme n'avait-il pas été étranger à sa mort.

N'y a-t-il rien à tenter pour prévenir les accidents dont je viens de vous rapporter deux exemples? Je crois, Messieurs, qu'en pareil cas il faut chercher à débarrasser la mère, aussi rapidement qu'on peut le faire sans violence, de l'enfant mort qui menace si gravement sa vie. Pour cela, je vous conseille de provoquer le travail, s'il n'est pas commencé, ou de l'accélérer si les contractions sont trop lentes, en choisissant un procédé qui ne favorise pas l'accès de l'air dans l'utérus, par exemple les douches vaginales tièdes préconisées par Kiwisch; puis, de terminer l'accouchement à l'aide du forceps, dès que l'orifice utérin est suffisamment dilaté. Je n'ai pas besoin de vous dire que ces opérations doivent être conduites avec la plus grande prudence, et que l'usage des antiseptiques est impérieusement indiqué depuis l'instant où le travail débute jusqu'à la parfaite guérison de l'accouchée.

Voilà, Messieurs, les points que je voulais, dès aujourd'hui, mettre en relief à propos de la présentation du siège. Nous y reviendrons plus tard quand nous ferons l'histoire complète de cette présentation.

Nous étudierons ensuite la présentation de l'*épaule* qui de toutes est, avec juste raison, réputée la plus grave.

A ce propos, Messieurs, je vous ferai remarquer que vous devez pendant la grossesse chercher à transformer la présentation de l'épaule en présentation de l'extrémité céphalique, par des manœuvres externes; mais, lorsque ces manœuvres n'auront pas été faites, ou lorsque ayant été tentées elles auront échoué, vous aurez à pratiquer pendant le travail la version pelvienne par manœuvres internes.

Le précepte que je veux aujourd'hui vous inculquer est le suivant : *Opérer en temps opportun.*

Dès que la dilatation est complète, rompez les membranes et allez à la recherche des pieds ; n'attendez pas pour intervenir que les eaux soient écoulées, l'utérus rétracté et la partie fœtale engagée ; d'une opération simple vous feriez une opération très compliquée et parfois même impossible à terminer. Ce ne serait plus alors la version que vous auriez à faire, car vous pourriez rompre l'utérus, et l'embryotomie deviendrait votre seule ressource.

Après avoir ainsi passé en revue les différentes présentations, nous vous parlerons de la *délivrance*, c'est-à-dire de l'expulsion *complète* non seulement du placenta, mais encore des *membranes*.

Je ne saurais trop appeler votre attention sur cet acte important de la parturition. On l'a dit souvent, mais on ne le répètera jamais assez : la délivrance, du moins dans les accouchements normaux, réclame plus de soins que l'expulsion du fœtus lui-même, car une délivrance incomplète peut avoir, au point de vue des suites de couches, les plus graves conséquences. Nous aurons donc à étudier ultérieurement, dans tous ses détails, cette opération délicate; dès aujourd'hui je tiens à vous signaler un préjugé très répandu dans le monde médical. On s'imagine souvent que, pour effectuer la délivrance, il suffit de tirer sur le cordon quelque temps après l'accouchement et, si l'on ne réussit pas d'emblée, de renouveler plusieurs fois les tractions, en tâtonnant, jusqu'à ce que le placenta soit extrait des voies génitales. Or, il y a dans cette manière de procéder de grands inconvénients. Les tractions, ainsi pratiquées au hasard, sont généralement commencées trop tôt, avant que le placenta et les membranes soient complètement décollés, et alors elles peuvent avoir pour résultat de produire le renversement du fond de l'utérus, accident rare, et, ce qui est beaucoup plus fréquent, des hémorrhagies et la rétention des membranes.

Pour vous donner une idée de la facilité avec laquelle les moindres tractions faites prématurément sur le cordon, avant que le placenta ait été décollé par les contractions utérines, peuvent provoquer des hémorrhagies, je vous raconterai un fait dont j'ai été récemment le témoin.

Il y a six semaines environ, je fus appelé pour accoucher une dame anglaise demeurant rue de Rivoli. L'accouchement n'offrit rien de particulier. Dès que l'enfant fut entre les cuisses de sa mère, criant et gesticulant, la sage-femme qui m'aidait le souleva et l'éloigna un peu brusquement de la mère, afin d'éviter qu'il ne battît la vulve avec ses petits pieds. Aussitôt, j'arrêtai la sage-femme en lui disant : « Prenez garde, voyez comme le cordon est tendu, ne le tirez pas ainsi. » Puis, sans me préoccuper de ce petit incident, insignifiant en apparence, j'attendis quelques instants que les battements funiculaires devinssent plus faibles ; je fis alors la ligature et la section du cordon.

L'aide emporta l'enfant près du foyer pour lui faire sa toilette. A ce moment, on me prévint que j'étais demandé pour un autre accouchement. J'allai dans le salon, juste le temps nécessaire pour expliquer qu'il m'était impossible de m'absenter et donner l'adresse d'un de mes confrères ; après quoi, je revins immédiatement près de mon accouchée ; il s'était passé à peine dix minutes depuis l'accouchement. Je palpai le ventre, et je constatai avec surprise que le fond de l'utérus remontait presque jusqu'aux fausses côtes droites. Il n'y avait cependant pas lieu de songer à une grossesse gémellaire, car on ne sentait aucune partie fœtale. Je portai mon attention sur la vessie, pour savoir si elle n'était pas distendue par l'urine et ne refoulait pas ainsi l'utérus dans la partie supérieure de l'abdomen. Mais il n'en était rien. Le fond de l'utérus était aussi élevé, parce que l'organe lui-même, renfermant encore le placenta, s'était rempli de sang. J'en acquis bientôt la certitude en exerçant avec la main quelques frictions et pressions extérieures sur la matrice à travers la paroi abdominale antérieure. J'en fis sortir ainsi dans le vagin, puis à l'extérieur, une grande quantité de caillots et de sang liquide. La malade se sentait défaillir et se plaignait de douleurs de reins; je lui mis la tête basse et lui fis avaler quelques cuillerées de grog. En même temps, je continuai les pressions extérieures sur l'utérus qui, dès lors, se contracta plus facilement, n'étant plus distendu; je pus bientôt procéder à la délivrance qui s'effectua sans encombre. Pendant plusieurs jours l'accouchée resta très pâle et son pouls très fréquent (le pouls hémorrhagique), mais aucun accident ne survint et elle est aujourd'hui rétablie.

Cette observation vous démontre qu'une traction, même légère, faite sur le cordon avant que le placenta soit décollé et lorsque l'utérus est à peine rétracté, peut produire une hémorrhagie interne très abondante. Les conséquences des tractions prématurées seront souvent plus graves, surtout si, comme on le fait trop souvent, on ajoute une nouvelle faute à la première, en donnant de l'ergot de seigle avant l'expulsion du délivre.

Il y a deux ans, je fus appelé dans le quartier de la Madeleine par un de mes anciens collègues de l'internat. L'accouchement avait été des plus simples. C'était d'ailleurs une troisième couche. La délivrance avait, paraît-il, présenté des difficultés. Les tractions sur le cordon n'avaient pas amené le placenta, mais elles avaient déterminé une hémorrhagie des plus abondantes. Effrayé, mon confrère fit des injections sous-cutanées d'ergotine, ce qui emprisonna le placenta dans l'utérus sans tarir l'hémorrhagie. Il envoya alors à la recherche de plusieurs accoucheurs. J'arrivai le premier, mais trois heures après l'accouchement. La malade était expirante ; elle succomba au bout de quelques instants.

Que cet événement malheureux vous serve de leçon. Ne tirez jamais sur le cordon avant que le placenta et les membranes soient complètement décollés ; ne donnez jamais d'ergot de seigle avant que tout le délivre et tous les caillots soient expulsés. Selon l'expression de M. le Professeur Pajot, n'administrez ce médicament que si l'utérus est *complètement vide*. Sans cela, il favorise la rétention de débris qui se putréfient et provoquent des phénomènes septicémiques.

Quand il y a une hémorrhagie abondante avant la délivrance, au lieu d'employer un médicament dont l'effet est de fermer l'orifice de l'utérus, il faut introduire la main tout entière dans la cavité de cet organe pour décoller et extraire le délivre ; en un mot il faut faire la délivrance artificielle. Alors l'utérus évacué se rétracte et l'hémorrhagie s'arrête.

Après avoir étudié avec soin la délivrance, nous passerons aux *suites de couches*. Je me contenterai cette année d'effleurer ce sujet, l'ayant exposé à fond il y a deux ans. Je ferai seulement ressortir toute l'utilité du traitement antiseptique appliqué aux femmes en travail et aux accouchées. J'ai la plus intime conviction que ce traitement constitue, avec l'intégrité du périnée, dont les lésions sont assez souvent le point de départ d'accidents infectieux, et avec la délivrance complètement et soigneusement faite, un des éléments les plus importants d'un pronostic favorable chez les nouvelles accouchées.

Nous réserverons quelques leçons au *nouveau-né*. Par sa naissance, le fœtus est jeté brusquement dans le monde extérieur. Attaché jusqu'alors par le cordon ombilical à sa mère, il vivait aux dépens de sa substance et respirait par le placenta. Maintenant qu'il en est séparé, il doit respirer par ses propres poumons, ce qui amène des modifications profondes dans le système circulatoire; les organes digestifs entrent aussi en action et les sécrétions s'établissent; en un mot, à la vie parasitaire du fœtus, succède la vie indépendante du nouveau-né. Mais cette indépendance n'est pas absolue, car le nouvel être reste encore par intervalle attaché au sein de sa mère dont il suce le lait et c'est souvent aux dépens de sa vie que ce dernier lien est brisé. Vous savez, en effet, que le nouveau-né, privé du lait de sa mère ou de celui d'une nourrice, est très exposé à succomber, après avoir passé par toutes les phases de la maladie si magistralement décrite par M. le Professeur Parrot, l'*Athrepsie*.

Ici se termine cette partie de l'Obstétrique à laquelle on a donné le nom d'*Eutocie*.

Nous aborderons ensuite la *Pathologie de la grossesse* en insistant sur les accidents qui se rencontrent le plus fréquemment et offrent le plus de gravité. Nous passerons successivement en revue les vomissements incoërcibles, les accidents gravido-cardiaques, l'albuminurie et l'éclampsie, les hémorrhagies, les déviations de l'utérus gravide, les grossesses extra-utérines et l'avortement.

Les *vomissements incoërcibles* se caractérisent par ce fait qu'ils sont assez fréquents et assez opiniâtres pour produire la mort par inanition. Tous les remèdes qui ont été proposés pour les combattre peuvent réussir, mais tous aussi peuvent échouer; de sorte que l'unique ressource est souvent l'interruption de la grossesse. Mais il est arrivé nombre de fois de voir cesser définitivement les vomissements au moment où on allait provoquer l'avortement. On se trouve donc dans cette cruelle alternative, ou d'opérer trop tôt, et par conséquent de sacrifier l'enfant sans nécessité absolue, ou d'opérer trop tard, alors que l'avortement lui-même ne pourra plus sauver les jours de la mère.

Nous étudierons ensuite l'influence de la grossesse sur les maladies du cœur et réciproquement, question toute française dont il faut faire remonter l'origine aux travaux de M. le Professeur Peter qui a créé l'expression d'accidents *gravido-cardiaques*.

L'*albuminurie* se rencontre assez souvent pendant la grossesse, et elle est, dans beaucoup de cas, le phénomène précurseur de l'*éclampsie*. Parfois aussi elle est le point de départ d'hémorrhagies sur lesquelles M. le docteur H. Blot a appelé le premier l'attention (1). Aussi l'albumine doit-elle être recherchée avec soin dans l'urine, non seulement des femmes qui présentent de l'œdème, mais de *toutes* les femmes enceintes.

Vous savez que, pour combattre l'albuminurie de la grossesse et prévenir l'éclampsie, M. Tarnier a conseillé le ré-

(1) Thèse inaugurale, *De l'albuminurie chez les femmes enceintes*. Paris, 1849.

gime lacté exclusif. Le lait est un excellent diurétique qui n'a pas d'action irritante sur les reins, ce qui est précieux dans les congestions actives de ces organes et les néphrites aiguës, ainsi que l'avait fait remarquer M. le Professeur Jaccoud (1). Pour ma part, depuis que je suis à la piste de l'albuminurie pendant la grossesse, et que je soumets les femmes enceintes au régime lacté dès que je vois apparaître des traces d'albumine dans l'urine, je n'observe plus d'éclampsie dans ma clientèle.

Quand ce dernier accident n'a pas été prévenu, les principaux moyens auxquels on a généralement recours sont les inhalations de chloroforme, les lavements de chloral, la saignée générale et enfin la terminaison rapide de l'accouchement. Mais il ne faut pas employer au hasard ces traitements divers; il faut, au contraire, s'efforcer de choisir, suivant le conseil de M. Jaccoud (2), celui qui répond le mieux aux indications pathogéniques et consulter l'état des forces de la malade.

Parmi les *métrorrhagies* survenant pendant la grossesse, celle qui doit être l'objet principal de vos préoccupations c'est la métrorrhagie par *insertion vicieuse du placenta*. Songez immédiatement à cette anomalie, si vous voyez une perte utérine se produire dans les trois et surtout dans les deux derniers mois de la grossesse. Dès lors ne perdez pas votre temps à employer les petits moyens généralement usités contre les hémorrhagies de peu de gravité; ayez un tampon tout prêt, et appliquez-le dès que l'hémorrhagie prend un caractère inquiétant. Pendant la grossesse, alors qu'aucun travail n'est déclaré, c'est là le seul pro-

(1) *Leçons de Clinique médicale*, 1873, p. 693.
(2) *Ibid.*, 1873, p. 656.

cédé vraiment efficace pour combattre une hémorrhagie causée par le décollement du placenta inséré sur le segment inférieur de l'utérus.

Je vous parlerai ensuite des *déviations de l'utérus gravide* et surtout des rétroversions ou flexions dont j'ai fait une étude particulière (1). Ces déviations, qui ont pour conséquence l'étranglement des organes pelviens et dont le symptôme le plus important est la rétention d'urine, donnent souvent lieu à des erreurs de diagnostic. C'est ainsi que j'ai vu confondre avec elles la grossesse extra-utérine, le kyste de l'ovaire, l'hématocèle rétro - utérine, les corps fibreux compliquant une grossesse. Aussi on peut dire que bien connaître l'histoire de ces déviations facilite beaucoup le diagnostic des affections abdominales que nous venons de signaler.

Nous pourrons alors entreprendre l'étude si intéressante des *grossesses extra-utérines*. On s'est beaucoup occupé depuis quelques années de ces gestations anormales et M. le Professeur Depaul, dans un mémoire très important publié en 1874 et 1875 dans les *Archives de tocologie*, a contribué à élucider et à vulgariser un certain nombre de points de leur histoire. D'autre part, M. le Dr Tarnier a réalisé un progrès clinique incontestable, en conseillant, dans les cas urgents, de pratiquer, après dilatation préalable du col, le toucher intra-utérin, moyen unique de constater d'une façon certaine que la matrice est vide, et que le fœtus, dont la présence a été reconnue par les procédés habituels, n'est pas situé dans la cavité utérine.

(1) G. Chantreuil, *Leçons de Clinique d'accouchement* recueillies par M. le docteur Lordereau, 1881, p. 1.

Nous terminerons la pathologie de la grossesse par l'*avortement*, c'est-à-dire l'expulsion du fœtus non viable. Nous nous appliquerons à rechercher les causes de cet accident ; beaucoup sont encore inconnues à cette heure, même dans les cas où le fœtus et ses annexes, la mère, le père lui-même, sont l'objet des investigations les plus minutieuses. Mais c'est un problème dont il faut poursuivre la solution ; pour empêcher le retour des *avortements répétés* qui désolent les familles, c'est à leurs causes qu'on doit s'attaquer. Il en est une sur laquelle je puis dès maintenant attirer votre attention. Lorsque vous verrez une jeune femme, en apparence bien portante faire coup sur coup plusieurs fausses couches, songez à la syphilis, la syphilis du père, contractée à une époque plus ou moins éloignée, et plus ou moins bien traitée avant le mariage.

L'enfant est syphilitique de par le père, et, à son tour, la mère prend la syphilis de son enfant. On admet un mode particulier de contagion dans ce cas. Le sang de la mère serait contaminé directement par le sang du fœtus au niveau du placenta.

M. le Professeur Depaul et M. le Professeur Fournier (1) ont montré qu'en soumettant le père et la mère à un traitement antisyphilitique *longtemps continué*, on arrive à ce que la conception ait lieu dans de bonnes conditions, de sorte que la grossesse se prolonge jusqu'à terme et aboutit à la naissance d'un enfant vivant et bien portant. Nous avons déjà par devers nous nombre de faits qui confirment ces observations.

Un autre point devra encore nous arrêter dans l'histoire de l'avortement, c'est la rétention fréquente, presque constante, à trois ou quatre mois de grossesse, de la totalité ou

(1) *Syphilis et mariage*, leçons professées à l'hôpital Saint-Louis, 1880.

d'une partie du placenta, rétention qui dure plusieurs jours, plusieurs semaines même après l'expulsion du fœtus. Mais je me hâte d'ajouter, Messieurs, que cette rétention du délivre, qui est si grave, si souvent mortelle lorsqu'elle se produit après un accouchement à terme, est presque dépourvue de danger après l'avortement. Les débris du délivre s'éliminent peu à peu avec les lochies, et il suffit, en général, de faire des injections vaginales antiseptiques pour éviter les accidents.

Après avoir étudié la pathologie de la grossesse dans ce qu'elle a, selon nous, de plus essentiel, nous entrerons dans l'étude de la *dystocie* proprement dite, c'est-à-dire des accouchements *difficiles*. Nous examinerons d'abord les cas où la dystocie provient de la mère, soit qu'elle résulte d'anomalies des forces expulsives (insuffisance, irrégularité des contractions utérines), soit qu'elle ait pour cause une anomalie des forces de résistance, c'est-à-dire des obstacles siégeant au niveau des parties molles : orifice utérin, vagin, vulve, régions péri-utérines, ou au niveau des parties dures (vices de conformation du bassin).

Nous passerons ensuite en revue les principaux cas de dystocie fœtale, c'est-à-dire ceux qui proviennent d'un excès de volume général ou partiel du fœtus, de vices de conformation de celui-ci, d'anomalies dans les présentations et dans les positions, de procidence des membres, etc.; phénomènes qui ont pour conséquence certains troubles dans le mécanisme de l'accouchement.

Ce sujet épuisé, nous aborderons l'étude des accouchements qui, sans être difficiles, sont *dangereux*. Une hémorrhagie, une attaque d'éclampsie, la rupture d'un gros vaisseau, d'un viscère, par exemple de l'utérus ou de la rate, survenant brusquement pendant le travail, peuvent causer la mort de la parturiente, sans qu'aucune difficulté se soit produite dans l'accouchement. De même une procidence du cordon peut menacer la vie du fœtus, même si le mécanisme de la parturition est des plus simples. M. le Professeur Pajot insiste beaucoup dans ses cours sur la différence qui existe entre les accouchements difficiles et les accouchements dangereux; c'est pour bien faire saisir cette différence que depuis plusieurs années j'ai proposé, dans mes leçons à la Faculté, de réserver le nom de Dinotocie (δεινός, dangereux) à l'étude des accouchements *dangereux*, bien que faciles.

Enfin, Messieurs, nous terminerons par le *forceps*. Je n'aurai pas le temps, cette année, de vous en exposer l'histoire complète. Je ferai seulement ressortir devant vous ce qui caractérise la méthode nouvelle relativement à l'emploi de cet instrument.

D'abord, la modification importante que M. Tarnier a apportée au forceps, en ajoutant aux branches de préhension des tiges de traction mobiles, permet de tirer suivant l'axe de la filière pelvienne, par conséquent d'employer moins de force pendant la traction et d'éviter les compressions, si dangereuses pour les parties maternelles, que le forceps de Levret produit forcément (l'observation clinique le démontre) quand on est obligé de tirer avec force. Cette modification a aussi l'avantage de laisser à la tête la liberté d'accomplir les mêmes mouvements que dans l'accouchement naturel, et de s'accommoder, par conséquent, à la forme du canal qu'elle traverse.

En outre, l'extraction de la tête se fait avec une douceur, une lenteur, qui n'avaient jamais été poussées *à ce degré.*

P. Dubois apportait toujours une grande douceur dans

l'application du forceps et la plupart de ses élèves, nos maîtres actuels, ont suivi son exemple. Mais l'extraction du fœtus se faisait généralement en peu de temps, du moins lorsque le bassin était normal. C'est à M. Tarnier que revient le mérite d'avoir appliqué à tous les cas la méthode d'*extraction lente*.

Aujourd'hui, pourvu qu'il n'existe aucun danger qui exige la terminaison rapide de l'accouchement, c'est parfois vingt minutes que l'on met à faire l'extraction de la tête qui a franchi l'orifice utérin; lorsque cette partie fœtale est encore tout entière dans la cavité utérine, on use encore de plus de lenteur et de précautions. On s'attache en outre à tirer surtout pendant les contractions, et à faire exécuter à la tête les différents mouvements du mécanisme normal.

Cette méthode offre plusieurs avantages : elle permet à l'orifice utérin de se dilater graduellement; elle ménage les parois du vagin; enfin elle laisse au périnée le temps de s'assouplir et de devenir élastique comme dans l'accouchement naturel.

Ainsi, imitation de la nature quant aux mouvements exécutés par la tête; imitation de la nature quant à la lenteur de ces mouvements; voilà ce qui caractérise la méthode.

Il y a loin de cette manière de faire à celle de certains opérateurs qui pratiquent l'extraction du fœtus *le plus rapidement possible*, d'un seul coup de main, pour ainsi dire, sans même ralentir la traction au moment de la sortie de la tête, et qui déposent triomphalement l'enfant sur le lit, la tête encore prise dans les cuillers de l'instrument. Cette façon d'opérer, très brillante en apparence, et qui soulève parfois les applaudissements des assistants, peut avoir des conséquences désastreuses : rupture étendue du col utérin, sillons profonds creusés sur les parois antérieure et postérieure du vagin, déchirure plus ou moins complète du périnée.

Les lésions du col et du vagin sont souvent méconnues, mais, si quelqu'un d'avisé pratique après l'opération le toucher vaginal, il en constate facilement l'existence. Elles sont fréquemment la cause d'hémorrhagies très abondantes, très graves, qui surviennent après l'accouchement et qu'on a bien des fois attribuées faussement à l'inertie utérine.

La méthode d'extraction lente, qui permet d'éviter la plupart du temps ces lésions, n'est pas encore très répandue, même en France. Elle est complètement inconnue à l'étranger, comme j'ai eu l'occasion de m'en convaincre dans plusieurs de mes voyages.

Si ce n'est pas en France que le forceps a été inventé, c'est en France, Messieurs, qu'il a reçu les perfectionnements les plus utiles; c'est dans notre pays qu'on en connaît le mieux le mode d'action et les ressources multiples, et qu'on l'applique avec le plus d'art et de méthode. Aussi nous pouvons affirmer en toute sincérité, sans forfanterie, que sur ce point nous sommes certainement les premiers.

PARIS. — IMPRIMERIE ÉMILE MARTINET, RUE MIGNON, 2

PARIS. — IMPRIMERIE ÉMILE MARTINET, RUE MIGNON, 2
Imprimeur de l'Académie de Médecine.

www.ingramcontent.com/pod-product-compliance
Ingram Content Group UK Ltd.
Pitfield, Milton Keynes, MK11 3LW, UK
UKHW032030260826
14628UKWH00006B/2861